Shafayat Beigh
Raja Iqbal
Mehak Nisar

Suplementação de butafosfano e cianocobalamina em ovelhas prenhes

Shafayat Beigh
Raja Iqbal
Mehak Nisar

Suplementação de butafosfano e cianocobalamina em ovelhas prenhes

ScienciaScripts

Imprint

Any brand names and product names mentioned in this book are subject to trademark, brand or patent protection and are trademarks or registered trademarks of their respective holders. The use of brand names, product names, common names, trade names, product descriptions etc. even without a particular marking in this work is in no way to be construed to mean that such names may be regarded as unrestricted in respect of trademark and brand protection legislation and could thus be used by anyone.

Cover image: www.ingimage.com

This book is a translation from the original published under ISBN 978-620-7-99924-8.

Publisher:
Sciencia Scripts
is a trademark of
Dodo Books Indian Ocean Ltd. and OmniScriptum S.R.L publishing group

120 High Road, East Finchley, London, N2 9ED, United Kingdom
Str. Armeneasca 28/1, office 1, Chisinau MD-2012, Republic of Moldova, Europe
Printed at: see last page
ISBN: 978-620-8-07540-8

Resumo

Foi realizado um estudo para estudar o efeito do butafosfano e da cianocobalamina (BTC) no perfil metabólico, no stress oxidativo e no perfil de minerais vestigiais em ovelhas cruzadas e para avaliar o seu efeito na profilaxia da toxemia da gravidez ovina (TP). O estudo foi realizado em 48 ovelhas que foram divididas aleatoriamente em três grupos, cada um composto por dezasseis ovelhas. Dose elevada de BTC (HBC): Os animais receberam butafosfano (20mg/kg) e cianocobalamina (10mcg/kg); 0,2ml/kg b.w. S/c semanalmente a partir das 6 semanas até ao parto. Baixa dose de BTC (LBC): Os animais receberam butafosfano (10mg/kg) cianocobalamina (5mcg/kg); 0,1ml/kg b.w. S/c semanalmente a partir das 6 semanas até à parição. Sem BTC (CON): Os animais receberam .2ml/b.w S/c. solução salina normal (S/C) semanalmente das 6 até o parto. Observou-se um aumento significativamente menor dos ácidos gordos não esterificados (NEFA; P=0,006), do ácido beta-hidroxibutírico (β-HBA; p=0,008) e dos índices de stress oxidativo (OSI; p=0,026) e uma menor diminuição da frutosamina (p=0,034) no grupo com CBH seguido do grupo com CBL. Não foram observadas interações significativas entre o grupo e o grupo-tempo nos níveis de glicose, proteínas, albumina, colesterol, cálcio, fósforo, BUN, creatinina, capacidade antioxidante total (TAC), cobalto e cobre, mas foi observada uma diferença significativa ao longo do tempo de amostragem em relação aos respectivos valores de base. Embora não tenha havido diferença entre os grupos nos níveis de triglicéridos, AST, capacidade oxidante total (TOC) e zinco, foi observada uma interação significativa entre o grupo e o tempo. Tomando 0,8 mmol/l como limite de corte para a PT subclínica, quatro semanas antes do parto, o efeito do BTC na profilaxia da PT foi maior no LBC (OR: 11,66; $p<0,05$) em comparação com o HBC (OR: 5,44; $p>0.05$), no entanto, a partir das três semanas, apenas as ovelhas com LBC mostraram efeito significativo do BTC na profilaxia da PT às 3 semanas pré-parto (OR; 5,57; $p<0,05$), às 2 semanas pré-parto (OR: 9,53; $p<0,01$), a uma semana pré-parto (OR: 6,60; $p<0,05$) e ao parto (OR: 5,57; $p<0,05$). Em conclusão, o tratamento com BTC teve um efeito positivo no metabolismo energético de ovelhas gestantes e contribuiu para a melhoria do stress oxidativo, pelo que pode ser utilizado na profilaxia da toxemia da gravidez.

Palavras-chave: Butafosfano, Cianocobalamina, Stress oxidativo, Profilaxia, Toxemia da gravidez

1. Introdução

A gravidez e a lactação são estados fisiológicos muito críticos e complexos que envolvem a integração de uma vasta gama de mecanismos reguladores e um aumento significativo das necessidades alimentares. Os animais grávidos têm necessidades alimentares 75% superiores às dos animais não grávidos e, durante este período, a glucose materna é a principal fonte de energia para o feto e estruturas associadas (Temizel et al., 2015). Sabe-se que aproximadamente 60% do crescimento fetal ocorre durante as últimas seis semanas de gestação e, durante este período, cerca de 40% da glicose circulante é direcionada para a unidade feto-placentária, um fator que aumenta as necessidades energéticas da ovelha (Khan et al., 2021). Se as necessidades energéticas das ovelhas gestantes não forem satisfeitas por qualquer razão durante as fases finais da gestação, instala-se um estado de balanço energético negativo (NEB), o que resulta na mobilização de uma fonte alternativa de energia. Durante o NEB, os ácidos gordos dos tecidos adiposos constituem uma excelente fonte de energia para o crescimento fetal, resultando na formação de corpos cetónicos como o acetoacetato, o ácido beta hidroxi butírico (β-HBA) e a acetona (Khan et al., 2021; Piccione et al., 2009). O aumento da produção de corpos cetónicos suprime ainda mais a produção de glicogénio endógeno e leva ao desenvolvimento de cetose e, consequentemente, de cetonemia e toxemia da gravidez (TP).

O aumento das exigências metabólicas durante o último mês de gestação, associado a um aumento da produção de NEFA, provoca um aumento do consumo de oxigénio e, subsequentemente, um aumento da produção de radicais livres e qualquer desequilíbrio entre a produção de espécies reactivas de oxigénio (ROS) e a sua remoção pode colocar o animal em risco de desenvolver stress oxidativo (Sordillo e Aitken, 2009; Keshri et al., 2021). O stress oxidativo prejudica a saúde animal tanto diretamente, através da peroxidação de lípidos e macromoléculas, como indiretamente, através da modificação de várias vias metabólicas importantes (Miller et al., 1993).

A PT é uma doença metabólica comum das ovelhas peri-parturientes que ocorre devido ao NEB, levando a graves perdas económicas devido à diminuição da produção, à perda do feto e à morte da mãe. A doença é caracterizada por perturbações no perfil energético, proteico e mineral, juntamente com alterações significativas no equilíbrio oxidante-antioxidante. A morbilidade associada à PT é bastante baixa, no entanto, as taxas de mortalidade excedem frequentemente 80% nos animais afectados, especialmente se o tratamento for atrasado (Simpson et al., 2019, Khan et al., 2021). Verificou-se que os cordeiros nascidos das ovelhas afectadas apresentam um declínio de quase 20% na saúde e na produção globais, o que resulta em mais perdas económicas (Andrade et al., 2019). Pode observar-se uma elevada taxa de mortalidade em ovelhas, mesmo quando se administram diligentemente tratamentos médicos como fluidos, electrólitos, glucose e propilenoglicol e se induz o parto ou se realiza uma cesariana (Lima et al., 2012). Devido à menor resposta ao tratamento e à elevada taxa de letalidade, é dada maior ênfase à profilaxia da doença (Brozos et al., 2011; Temizel et al., 2015). Nos últimos tempos, têm sido aplicadas várias estratégias eficazes para prevenir a ocorrência de PT em ovelhas, incluindo o controlo do índice de condição corporal no final da gestação, a adição de alimentos concentrados, bem como a administração de determinados fármacos, como o butafosfamd e a ciacobalmina (Temizel et al., 2015).

A aplicação de butafosfano ([1-(butilamino)-1-metiletil]-ácido fosfónico), um composto orgânico de ácido fosfórico, e cianocobalamina mostrou resultados positivos na profilaxia da cetose subclínica em vacas leiteiras (Rollin et al., 2010). Synkomet (Intas, Shawnee Mission, KS) é uma solução estéril que contém 10% de butafosfano e cianocobalamina (BC), e está atualmente rotulada como um estimulante tónico e metabólico em veterinária e é utilizada na prevenção e tratamento de deficiências de vitamina B_{12} e fósforo em bovinos, equinos, suínos e aves. Cada mililitro de Synkomet contém cerca de 0,05 mg de cianocobalamina e 100 mg de butafosfano, e fornece cerca de 17,3 mg de fósforo sob a forma de ácido (1-(butilamino)-1-metiletil)-fosfónico, que é um composto orgânico de ácido fosfórico. A metilmalonil-CoA mutase é uma enzima dependente da vitamina B_{12} que ajuda na gluconeogénese convertendo o propionato em succinil-CoA, que é necessário para entrar no ciclo de Krebs (Kennedy et al., 1990). Assim, o fornecimento de vitamina B adicional$_{12}$ poderia aumentar a eficiência da gluconeogénese e fornecer mais energia ao animal a partir do propionato (Rollin et al., 2010). O fósforo funciona como um importante sistema tampão de hidrogénio no sangue e é um componente importante dos ácidos nucleicos, do trifosfato de adenosina e do monofosfato de adenosina (Rollin et al., 2010) e desempenha também um papel importante nas várias etapas intermédias da fosforilação na gluconeogénese durante o metabolismo hepático dos hidratos de carbono (Temizel et al., 2015). Durante o último período de gestação, as ovelhas sofrem frequentemente de hipocalcemia subclínica e a suplementação de fósforo pode ajudar na homeostase do cálcio. Este fenómeno ajuda a melhorar o funcionamento do músculo liso do TGI e do útero, a estimular o apetite, a melhorar a função imunitária e a reduzir a gravidade do balanço energético negativo (Rollin et al, 2010). Por conseguinte, este estudo foi planeado com o objetivo de avaliar o efeito da BTC no perfil metabólico de ovelhas gestantes e o seu potencial na profilaxia da toxemia da gravidez em ovelhas cruzadas do vale de Caxemira.

2. Revisão da literatura

A cianocobalamina é uma forma de vitamina B_{12}, que tem sido hipotetizada para aumentar a gluconeogénese através do aumento da atividade da metilmalonil-CoA mutase, A metilmalonil-CoA mutase é uma enzima dependente da vitamina B_{12} que afecta a gluconeogénese como consequência do seu papel na conversão de propionato em succinil-CoA, que é necessário para a entrada no ciclo de Krebs (ou ácido tricarboxílico, TCA) (Kennedy et al, 1990) e uma quantidade limitada de glicose é absorvida pelo intestino, logo após o parto, quando há uma maior necessidade de energia, o animal torna-se dependente da glicose proveniente da gluconeogénese (Reynolds, 2006). Além disso, um fornecimento insuficiente de cianocobalamina, especialmente após o parto, pode diminuir a função da metilmalonil-CoA mutase e a síntese de energia celular (Kennedy et al., 1990). A diminuição da atividade da KC provoca uma acumulação de acetil-CoA a partir da oxidação hepática de NEFA, intensificando a cetogénese e reduzindo a DMI (Baird, 1982).

O butafosfano, uma fonte orgânica de fósforo, é importante no metabolismo energético celular e serve de substrato para o ciclo ADP/ATP, síntese de creatina fosfato e nucleótidos envolvidos na ação hormonal (cAMP, cGMP) (Cunningham, 2002). Por conseguinte, pode servir como regulador das taxas de gluconeogénese e glicólise que dependem da disponibilidade de fósforo.

Embora a cianocobalamina e o butafosfano possam interferir diretamente em determinadas vias metabólicas, supõe-se que exista ainda um efeito indireto no metabolismo hepático, principalmente nos processos de -oxidação e cetogénese, o que poderia explicar a melhoria da condição energética dos animais tratados com estas substâncias (Furll et al., 2010; Rollin et al., 2010). Além disso, essas substâncias podem reduzir a expressão do mRNA da ACSL1 (acil-CoA sintetase), uma enzima envolvida na beta-oxidação (Kreipe et al., 2011).

Gordon et al. (2010) relataram que Embora o BTC não tenha afetado a resolução da cetose ou as concentrações de BHBA no sangue, ele ainda pode ser recomendado como um adjunto ao tratamento com propilenoglicol para aumentar a produção em animais com baixa glicose no sangue (<2,2 mmol/L) no momento do diagnóstico de cetose. No entanto, Rollin et al. (2010) relataram que a injeção de BTC no dia do parto e 1 dia depois pode diminuir a prevalência de cetose subclínica durante a semana após o parto em vacas leiteiras maduras, mas não em animais de primeira e segunda lactação, o que foi apoiado por Furll et al. (2010), que relataram que múltiplas injecções intravenosas de BTC numa formulação comercialmente disponível (Catosal) durante o período de aproximação têm um efeito benéfico no metabolismo de vacas leiteiras periparturientes e os resultados são consistentes com a hipótese de que vacas leiteiras de alta produção no início da lactação podem ter uma deficiência relativa ou real de cianocobalamina. Também relataram um aumento do fósforo e do cálcio no grupo tratado, o que reflecte uma melhoria da saúde geral e não um efeito direto do butafosfano na concentração de fósforo sérico, porque a concentração de fósforo sérico diminui nas vacas leiteiras em início de lactação com diminuição do consumo de ração e da motilidade gastrointestinal, o que foi suposto pela alteração não significativa do cálcio e do fósforo por Rollin et al., 2010.

Pereira et al. (2013a) relataram que doses crescentes de BTC causaram uma redução nas concentrações plasmáticas de BHBA, NEFA e colesterol. A produção de leite e a proteína do leite tiveram um aumento linear com o aumento das doses. As concentrações de glicose, ureia, fósforo, magnésio, AST, GGT, lactose do leite e BCS não foram afetadas pelo tratamento e concluíram que as injeções de BTC durante o período pós-parto precoce podem reduzir as concentrações de NEFA e BHBA e aumentar a produção de leite em vacas Holstein. Noutro estudo, Pereira et al. (2013b) relataram que o tratamento de ovelhas com o BTC durante a primeira semana pós-parto, diminui as concentrações séricas de NEFA e acetona, e aumenta as concentrações sanguíneas de fosfurus, glicose e ingestão de matéria seca, indicando uma melhoria global do estado energético. No entanto, Temizel et al. (2013) relataram que os níveis de BHB e NEFA nos grupos que receberam BTC foram visivelmente mais baixos, mas a diferença não é estatisticamente significativa. Isso pode estar relacionado com a ocorrência de gestações múltiplas e maior peso ao nascer nos grupos de teste, e também pode estar relacionado com a aplicação de uma dosagem menor de droga nos grupos de teste em relação a outros estudos e concluiu que a alta dose pode ser mais eficiente na prevenção do TP.

Gordon et al. (2017) relataram que o BTC pode ser benéfico quando administrado com propilenoglicol para a cura da cetose em todos os animais e para a produção de leite no início da lactação em animais maduros com baixas concentrações de glicose no sangue no momento do diagnóstico de cetose. É necessária mais investigação para examinar a relação entre as concentrações de glicose no sangue e os efeitos de concentrações elevadas de corpos cetónicos no sangue

Sahal et al. (2017) relataram que a injeção (IM) de 10% de butafosfano e 0,005% de combinação de cianocobalamina ao nível de 10 mL/100 kg de peso vivo todos os dias durante 4 dias a partir do DIM 7-15 diminuiu a gravidade da hipercetonemia, que foi acompanhada por menos perda de BCS e mais produção de leite. Esta administração também estimulou a involução uterina e reduziu o tempo até à primeira inseminação/dias abertos, bem como aumentou a taxa de gravidez.

Tabeleão et al. (2017) relataram que o tratamento com BTC causa aumento da perda de peso e aumento dos níveis de CK e AST em vacas e o metabolismo da glicose (área sob a curva) não diferiu (P>0,05) entre os grupos, porém, os animais tratados com BTC apresentaram maiores níveis séricos de glicose (P<0,05) após a administração de insulina e concluíram que o uso combinado de BTC interfere positivamente na adaptação do metabolismo da glicose em vacas leiteiras no início da lactação.

3. Materiais e métodos

Este estudo foi realizado de dezembro a março num centro de investigação de ovinos e caprinos organizado em zonas montanhosas, o SKUAST-K. Um total de 48 ovelhas com paridade de 3 a 5 e BCS de 2,5 a 4 foram separadas 8 semanas antes da data prevista para o parto. As ovelhas foram examinadas cuidadosamente durante duas semanas para detetar qualquer doença e, 6 semanas após a data prevista para o parto, foram divididas aleatoriamente em três grupos com 16 ovelhas em cada um. Dose elevada de butafosfano e cianocobalamina (HBC): Os animais receberam butafosfano (20mg/kg) e cianocobalamina (10mcg/kg); 0,2ml/kg b.w. S/c semanalmente a partir das 6 semanas até ao parto. Dose baixa de butafosfano e cianocobalamina (LBC): Os animais receberam butafosfano (10mg/kg) e cianocobalamina (5mcg/kg); 0,1ml/kg b.w. S/c semanalmente a partir das 6 semanas até à parição. Sem butafosfano e cianocobalamina (CON): Os animais receberam solução salina normal (S/C) semanalmente das 6 semanas até ao parto. A dose de solução salina normal foi escolhida para ser igual à dose mais elevada de BTC no presente estudo, ou seja, 0,2 ml/b.w S/c. Todas as ovelhas foram mantidas sob as mesmas condições de maneio, receberam a mesma ração e água ad libitum. As forragens frescas, constituídas por bérberis (TrifoliumAlexandrium) e mostarda (Brassica Compestris), foram fornecidas ad libitum e a mistura de concentrados foi dividida em duas partes e fornecida de manhã e à noite. A mistura consistia em milho-28%, geleia-15%, óleo de bagaço de mostarda-12%, farelo de arroz (desoleado)-16%, farelo de trigo 26%, mistura mineral-3%, com 14% de proteína bruta, 2,5% de lípidos brutos, 24% de fibra bruta e 7,2% de cinzas brutas. O índice de condição corporal foi avaliado no início do período de investigação para todas as ovelhas, utilizando a escala técnica padrão de 1-5 descrita por Russel et al. (1969) e o peso corporal foi medido de duas em duas semanas. As ovelhas foram homogéneas para o ECC (HBC: 2,85 ± 0-21; LBC: 2,73 ± 0-11 e CON: 2,586 ± 0-15) no início da pesquisa, sem diferença estatisticamente significativa entre os grupos.

Recolha de amostras

As amostras de sangue foram colhidas de cada ovelha em intervalos semanais, desde as 8 semanas antes do parto até às duas semanas após o parto. Os resultados obtidos entre as 8 e as 6 semanas foram agrupados para obter o valor de referência (antes do início do tratamento com BTC), com base no qual foram comparados todos os outros valores semanais. A partir das 6 semanas, as amostras foram colhidas antes da administração dos medicamentos. Foram colhidos cerca de 6 ml de sangue da veia jugular em frascos heparinizados. Os níveis de BHBA foram estimados a partir do sangue total utilizando o aparelho β-HBA (Optimum). O sangue restante foi centrifugado a 3000 rpm durante 10 minutos. O plasma foi colhido cuidadosamente e armazenado a -20 ºC até a estimativa dos parâmetros bioquímicos.

Análises bioquímicas

As concentrações de β-HBA no sangue foram determinadas utilizando o medidor de β-HBA disponível comercialmente (Abbot). O NEFA foi estimado por um kit comercial fornecido pela Diasys, enquanto que todos os parâmetros bioquímicos (glicose, albumina, proteína total, azoto ureico no sangue (BUN), creatinina, colesterol, triglicéridos, aspartato aminotransferase (AST), cálcio, fósforo, amilase, foram quantificados utilizando kits de ensaio padrão com a ajuda de um analisador bioquímico (Star 21).

Utilizou-se o método de redução do azul de azoto do tetrazólio (NBT) para determinar a concentração de frutosamina no sangue (Sahu e Sarkar, 2008). Resumidamente, misturaram-se 200 ml de plasma com 1 ml de cloreto de sódio a 9 gm/l e incubou-se durante 10 minutos a 37°C. Foi então adicionado um ml de reagente NBT preparado em tampão carbonato (0,2 mol/l, pH 10,8) e a absorvância foi medida a 530 nm num intervalo de 5 min (A1) e 10 min (A2). Determinou-se a diferença e o resultado foi expresso em mM/l.

O TAS plasmático foi determinado utilizando o método descrito por Erel, 2004 e expresso em μmol Trolox Eq/L e o TOS plasmático foi determinado utilizando o método descrito por Erel, 2005 e expresso em μmol $H_2 O2$ Eq/L. O OSI foi definido como o rácio dos níveis de TOS e TAS e medido numa unidade arbitrária, conforme descrito por Erel, 2005.

OSI (unidade arbitrária) $=$TOS (μmol H O_{22} Eq/L)/TAS (μmol Trolox Eq/L).

Análise estatística

Todas as análises estatísticas foram efectuadas utilizando o programa estatístico de Ciências Sociais (SPSS) para Windows, versão 10.0. Utilizou-se o modelo misto linear generalizado para analisar os parâmetros sanguíneos. O modelo estatístico incluiu os efeitos fixos de grupo, tempo, número de cabritos e suas interações. Os efeitos dos animais em medidas repetidas ao longo do tempo foram incluídos no modelo através da declaração RANDOM com a opção RESIDUAL e a estrutura heterogénea de simetria composta. Foi efectuado um teste de comparação múltipla das médias dos quadrados mínimos com correção de Bonferroni para comparar cada nível com os valores da linha de base obtidos através da combinação dos resultados das 8, 7 e 6 semanas de prelambing. Os resultados são expressos em média ± erro-padrão (M ± SE).

Para determinar a probabilidade de ocorrência de PT entre as 5 semanas pré-parto e o parto, foi efectuada uma regressão logística utilizando o procedimento LOGISTIC. O modelo de regressão logística incluiu os grupos de tratamento (HBC, LBC e CON) e as interações entre estas variáveis. Em todos os modelos foi utilizada a regressão backward stepwise e a eliminação foi efectuada com base no critério estatístico de Wald quando os valores de P eram <0,15. Foram feitos cálculos de odds ratio (OR) e intervalo de confiança (IC) de 95% e os dados foram apresentados como proporções e ORs com seus respectivos ICs de 95%.

4. Resultados

A BTC não teve qualquer efeito sobre o peso corporal das ovelhas, tendo-se registado 13 unigémeos e 3 gémeos na CON; 12 unigémeos e 4 gémeos na HBC; 13 unigémeos e 3 gémeos na LBC (quadro 2).

Não foram observadas diferenças significativas (p=0,291) nos níveis de glucose entre os três grupos, mas foi observada uma diferença significativa ao longo do tempo de amostragem (tabela 3). Os níveis de glucose entre 3 semanas e 1 semana antes do parto no grupo CON e uma semana antes do parto no grupo LBC foram significativamente mais baixos em comparação com os níveis de base. No grupo HBC, embora os níveis de glucose tenham mostrado uma tendência decrescente a partir da 4.ª semana pré-parto em comparação com os níveis de base, esta diminuição não foi significativa (Quadro 4). Não foram observadas interações significativas entre os grupos e o tempo entre os três grupos.

Ao longo do tempo de amostragem, foi observada uma alteração significativa (p=0,001) nos níveis de NEFA, com concentrações de 4 semanas antes do parto a 2 semanas após o parto no CON, de 1 semana antes do parto a 2 semanas após o parto no HBC e de 2 semanas antes do parto a 2 semanas após o parto no LBC significativamente mais elevadas em comparação com os respectivos níveis de base (Quadro 3, Fig. 1). Observou-se uma diferença significativa (p=0,006) entre os grupos, com a concentração mais baixa no HBC seguida do LBC (Quadro 3). Foi também observada uma interação significativa entre os grupos e o tempo, com as concentrações às 4 e 3 semanas antes do abate a serem significativamente baixas no grupo HBC e no grupo LBC; no entanto, posteriormente, os níveis de NEFA foram significativamente mais baixos apenas no grupo HBC (Fig. 1).

Foram observadas diferenças significativas (P=0,001) nos níveis de β-HBA ao longo do tempo de amostragem, com as concentrações de 4 semanas antes do parto a 2 semanas depois do parto no grupo CON, de 3 semanas antes do parto a 1 semana depois do parto no grupo HBC e de 2 semanas antes do parto a 2 semanas depois do parto no grupo LBC a serem significativamente mais elevadas em comparação com os respectivos níveis de base (Quadro 3 e Fig. 2). Foi também observada uma diferença significativa (p=0,008) entre os grupos, sendo as concentrações no HBC as mais baixas, seguidas do LBC. Foi observada uma interação significativa entre os três grupos, com a concentração às 4 e 3 semanas antes do abate a ser significativamente baixa no HBC e no LBC, no entanto, depois, os níveis de β-HBA foram significativamente mais baixos apenas no HBC (Quadro 3; Fig. 2).

Foi observada uma diferença significativa entre os grupos no que respeita aos níveis de frutosamina, sendo a concentração mais elevada no grupo HBC, seguido do grupo LBC (Quadro 3). Também se observou uma interação significativa entre os três grupos no que se refere ao grupo-tempo, sendo a concentração às 4 semanas de pré-abate significativamente mais elevada no grupo HBC e no grupo LBC, respetivamente, em comparação com o grupo CON; no entanto, posteriormente, as concentrações de frutosamina foram significativamente mais elevadas apenas no grupo HBC. Ao longo do tempo de amostragem, foram observadas alterações significativas nos três grupos, com as concentrações entre as

2 semanas pré-parto e o parto nos três grupos a serem significativamente diferentes em comparação com os respectivos níveis de base (Fig. 3).

O efeito dos protocolos de tratamento na profilaxia da toxemia da gravidez desde as 5 semanas antes do parto até à parição foi determinado utilizando o modelo de regressão logística (Quadro 3). Tomando 0,8 mmol/l como limite de corte para a TP subclínica, observámos que o tratamento teve um efeito significativo na profilaxia da TP desde as quatro semanas antes do parto até ao parto. Às quatro semanas antes do parto, o efeito do tratamento na profilaxia da PT foi mais elevado no LBC (OR: 11,66; p<0,05) em comparação com o HBC (OR: 5,44; p>0.05), no entanto, a partir das três semanas, apenas as ovelhas com hemograma apresentaram um efeito significativo do tratamento na profilaxia da PT às 3 semanas antes do parto (OR: 5,57; p<0,05), às 2 semanas antes do parto (OR: 9,53; p<0,01), a uma semana antes do parto (OR: 6,60; p<0,05) e ao parto (OR: 5,57; p<0,05) (Tabela 5)

Não foram observadas interações significativas entre os grupos e entre o grupo e o tempo nos níveis de proteína e albumina entre os diferentes grupos, mas foi observada uma diferença significativa ao longo do tempo de amostragem (Quadro 3). Os níveis de proteína de uma semana antes do parto até ao parto no CON e no LBC foram significativamente diferentes em comparação com os respectivos níveis de base, enquanto não se observou qualquer diferença no HBC. Os níveis de albumina entre a 2.ª semana pré-parto e a 1.ª semana pós-parto no CON e no LBC foram significativamente baixos em comparação com os respectivos níveis de base e, no caso do HBC, os níveis de albumina foram significativamente baixos no parto e na 1.ª semana pós-parto (Quadro 4).

O BTC não teve qualquer efeito nos níveis de colesterol, mas observou-se uma interação significativa entre os grupos e o tempo nos níveis de triglicéridos, com um nível significativamente mais elevado de triglicéridos observado no HBC 2 semanas antes do parto e no parto (Quadro 3). Observou-se uma diferença significativa ao longo do tempo de amostragem, com os níveis de colesterol de 1 semana antes do parto até ao parto a serem significativamente mais baixos no CON e no LBC em comparação com os respectivos níveis de base, enquanto não se observou qualquer diferença no HBC. Os níveis de triglicéridos entre 2 semanas antes do parto e 1 semana após o parto no grupo CON, entre uma semana antes do parto e o parto no grupo LBC e entre o parto e 1 semana após o parto no grupo HBC foram significativamente mais baixos em comparação com os respectivos níveis de base (Quadro 4). Não se observaram diferenças significativas entre os grupos nos níveis de AST, mas observou-se uma interação significativa entre o grupo e o tempo, com uma menor atividade de AST no grupo HBC uma semana antes do parto e no parto, em comparação com os outros dois grupos (quadros 3 e 4).

Não foi observado qualquer efeito significativo do tempo de amostragem, do tratamento ou da interação nos níveis de creatinina e de BUN entre os três grupos (quadros 3 e 6). A BTC não teve qualquer efeito sobre os níveis de cálcio e fósforo; no entanto, foi observada uma diferença significativa ao longo do tempo de amostragem (quadros 3 e 6). Embora a alteração dos níveis de cálcio tenha sido mais ou menos a mesma nos três grupos, os níveis de fósforo desde as 2 semanas antes do parto até ao parto nos grupos CON e LBC e no parto no grupo HBC foram significativamente mais baixos em comparação com os respectivos valores de base (Quadro 6).

Não se observou qualquer efeito significativo do tratamento nos níveis de TAC, mas observou-se uma interação grupo-tempo nos níveis de COT, sendo as concentrações na 1.ª semana pré-parto e no parto significativamente mais elevadas no HBC (Quadro 3, Fig. 4 e 5). O tratamento teve um efeito significativo no OSI. Foi observada uma diferença significativa entre grupos ($p<0,05$) no IOS, sendo os valores significativamente mais baixos no HBC seguido do LBC. Foi observada uma interação significativa entre o grupo e o tempo, sendo os valores das 2 semanas antes do parto até ao parto significativamente mais baixos no HBC (Tabela 3). Foram observadas alterações significativas ao longo do tempo de amostragem no COT, TAC e IOS, mas a diferença foi mais ou menos a mesma nos três grupos (Quadro 3 e Fig. 6).

Registou-se uma diminuição significativa dos níveis de cobalto, zinco e cobre nas ovelhas a partir das 3 semanas antes do parto (Quadro 3). Não se observou uma interação significativa entre os tratamentos nos níveis de cobre e cobalto entre os diferentes grupos, no entanto, observou-se uma interação significativa entre o tempo e o grupo nos níveis de zinco, com uma quantidade significativamente maior de zinco nas ovelhas HBC uma semana antes do parto e no parto, em comparação com os outros dois grupos (quadros 3 e 6).

Quadro 1: Análise química aproximada da mistura de concentrados e Composição dos alimentos para

Composição	Percentagem

Matéria seca	86.94
Proteína bruta (% MS)	15.36
Fibra bruta (% MS)	7.12
Extrato de éter (% MS)	3.8
Cinzas (% MS)	4.66

Composição da Mistura Mineral (Quantidade em Kg)

Mineral	Grama (g)
Cálcio	20
Fósforo	12
Magnésio	5
Enxofre	1.8-3g
Cobre	0.10
Zinco	0.80
Manganês	0.125
Cobalto	0.012
Iodo	0.02
Ferro	0.04

Quadro 2: Efeito da BTC no peso corporal das ovelhas, no número de fetos e no peso dos fetos

Tempo	CON	HBC	LBC
Linha de base	41.01 ± 4.15	43.11 ±4.33	40.07 ±3.26
-4semanas	43.09 ±3.21	40.05 ±3.27	42.94 ±5.31
-2semanas	41.75 ±4.18	44.87 ± 3.17	42.79 ±3.19

Borrego	36.53 ±6.20	37.57 ± 5.21	37.49 ±4.28
2 semanas	38.75 ± 3.32	39.86 ± 3.30	39.77 ±2.27
N.º de fetos			
Individual	14	13	13
Gémeos	2	3	3

Tabela 3: Resultados (valores de P) de medidas repetidas com ovelhas como efeito aleatório, grupo, tempo, grupo e interação grupo*tempo como efeito fixo para as variáveis dependentes no sangue (parâmetros bioquímicos)

Parâmetros	Tempo	Grupo	Grupo*
Glicose (mg/dl)	0.017	0.291	0.127
Frutosamina (mmol/l)	0.002	0.034	0.021
NEFA (mmol/l)	0.001	0.006	0.021
β-HBA (mmol/l)	0.001	0.008	0.019
Proteína plasmática total	0.014	0.353	0.071
Albumina plasmática	0.004	0.255	0.14
Colesterol (mg/dl)	0.002	0.552	0.234
Triglicéridos (mg/dl)	0.004	0.254	0.045
BUN (mg/dl)	0.271	0.345	0.30
Creatinina (mg/dl)	0.102	0.217	0.086
AST (UI/L)	0.021	0.564	0.037
Cálcio (mg/dl)	0.001	0.844	0.911
Fósforo (mg/dl)	0.040	0.730	0.308
TOS (μmol H O_{22} Eq/L)	0.012	0.352	0.041
TAS (μmol Trolox	0.027	0.412	0.160
OSI (unidade arbitrária)	0.004	0.026	0.019
Cobalto (μmol/ml)	0.016	0.371	0.618
Zinco (μmol/ l)	0.022	0.092	0.038
Cobre (μmol/ l)	0.019	0.182	0.253

NEFA, Ácido gordo não esterificado; **BUN,** Azoto ureico no sangue; **AST**, Aspartato aminotransferase; **GGT,** Gama-glutamil transferase; **HDL-C**, Colesterol de lipoproteína de alta densidade

Quadro 4: Efeito da BTC no perfil energético, proteico, lipídico e hepático das ovelhas gestantes

Grupos	Linha de b: -5	-4	-3	-2	-1	Borrego	1	2
Glicose								
CON	58.16±4.22	52.04±4.26	53.07±4.29	46.4±3.97*	46.23±4.4*	45.90±3.46*	64.86±3.25	49.50±5.89	52.50±4.23
HBC	59.51±3.84	60.24±5.44	60.18±4.8	57.58±4.55	54.10±3.82	56.60±4.9	66.67±4.15	54.54±3.89	57.92±5.05
LBC	56.67±4.7	56.26±3.07	57.81±4.6	50.02±4.1	49.10±3.9	44.12±3.5*	65.55±4.1	48.93±5.92	54.89±5.25
Proteína								
CON	7.06± 0.32	6.74± 0.36	6.99±0.20	6.46±0.23	6.56±0.211	6.19±0.34*	6.17±0.41*	6.45± 0.51	6.44±0.23
HBC	6.97±0.27	7.07±0.24	6.87±0.28	6.96±0.33	6.94±0.40	6.65±0.27	6.41±0.30	6.67±0.23	6.01±0.11
LBC	7.13±0.28	6.97±0.29	6.60±0.26	6.69±0.29	6.44±0.23	6.21±0.28*	6.17±0.38*	6.46±0.55	6.66±0.28
Albumina								
CON	3.33±0.92	3.48± 0.19	3.00±0.20	3.10±0.19	2.64±0.14*	2.49±0.15*[*]	2.48±0.10**	2.67±0.19*	2.99±0.23
HBC	3.46±0.17	3.22±0.15	3.42±0.14	3.38±0.06	2.82±0.19	2.86±0.21	2.45±0.11*	2.78±0.21*	2.89±0.32
LBC	3.45±0.12	3.43±0.18	3.10±0.22	3.28±0.13	2.77±0.16**	2.4±0.18**	2.55±0.10**	2.78±0.33*	3.01±0.22
Colesterol								
CON	61.95±5.26	60.95±5.43	56.83±3.37	57.48±4 .3	52.71±3.6	48.53±3.84*	43.44±2.82*	50.34±3.89	55.01±5.23
HBC	61.41±4.03	61.94±4.73	63.21±4.23	61.87±2.42	58.36±4.53	53.67±3.18	48.05±5.15	48.54±6.34	52.23±5.34
LBC	66.36±5.38	64.66±5.93	63.68±3.99	58.76±3.13	57.07±3.84	50.39±3.96*	45.85±4.02*	53.28±3.29	57.29±4.21
Triglicéridos								
CON	50.48±5.13	51.76±4.37	46.78±6.99	41.04±3.25	35.24±1.84*[a]	35.68±2.68*	29.19±2.64**[a]	35.28±4.23*	41.35±3.78
HBC	49.64±4.83	53.40±5.72	50.65±5.56	45.29±4.77	47.90±2.96 [b]	43.46±3.51	40.79±3.51*[b]	40.01±3.67*	44.43±5.28
LBC	50.4±4.2	49.30±4.1	51.5±6.4	43.38±4.72	40.71±3.28[ab]	39.32±2.68*	37.48±2.9*[ab]	43.25±4.32	44.17±4.10
ALT								
CON	101.98±4.9	97.61±4.7	110.52±6.2	118.72±3.0	134.42±4.51*	139.30±4.4*[b]	146.12±5.2*[ab]	132.23±4.9	127.34±7.5
HBC	101.63±7.0	108.74±4.1	104.54±4.5	104.68±3.6	108.77±4.16	108.01±4.8[a]	118.95±4.3*[a]	125.32±3.8	110.09±9.9
LBC	105.67±5.4	108.32±4.3	104.18±7.4	122.43±3.2*	137.84±4.83*	133.56±4.3*[b]	137.43±5.2*[ab]	133.89±4.8	120.01±7.3

* $P<0,05$ e ** $P<0,01$ em comparação com os valores de referência

a,b interação significativa tempo*grupo

Quadro 5: O efeito do butafosfano e da cianocobalamina na profilaxia da toxemia da gravidez em ovelhas na semana 5, 4, 3, 2, 1 antes do parto e no parto, determinado utilizando um modelo de regressão logística.

Dias de avaliação	Variável	Percentagem de profilaxia do TP [a]	OD [b]	IC 95% [c]	Valor de p
Semana 5	Grupo				
	CON	81.25	Referent		
	HBC	(13/16)	e	0.3197 - 37.475	>0.05
	LBC	93.75(15/16)	3.46	0.3197 - 37.475	>0.05
			3.46		
		93.75(15/16)			
Semana 4					
	CON	56.25(9/16)			
	HBC	87.5(14/16)	5.44	0.9715 - 32.3069	>0.05
	LBC	93.75(15/16)	11.66	1.2267 - 110.9573	<0.05
Semana 3					
	CON	43.75(7/16)			
	HBC	81.25(13/16)	5.57	1.1278-27.5238	<0.05
	LBC		3.85	0.8589-17.3221	>0.05
		75.00(12/16)			
Semana 2					
	CON	31.25(5/16)			
	HBC	81.25(13/16)	9.53	1.8470-49.2059	<0.01
	LBC		3.66	0.8485-15.8447	>0.05
		62.50(10/16)			
Semana 1					
	CON	31.25(5/16)			
	HBC	75.00(12/16)	6.60	1.4028-31.0515	<0.05
	LBC		2.82	0.6656-12.0199	>0.05
		56.25(9/16)			
Borrego					
	CON	18.75(3/16)			
	HBC	56.25(9/16)	5.57	1.1278-27.5238	<0.05
	LBC	31.25(5/16)	1.96	0.3816-10.1665	>0.05

a , total de casos/grupo.

b , odds ratio.

c , intervalo de confiança

Tabela 6: Efeito da BTC no perfil renal e mineral de ovelhas prenhes.

Grupo	Base de	-5	-4	-3	-2	-1	Borrego	1	2
BUN									
CON	33.50±1.5	31.29±2.2	34.33±1.8	33.42±2.11	36.52±2.30	39.43±2.96	37.81±2.67	36.28±3.19	32.19 ±2.5
HBC	34.12±2.2	35.28±2.0	35.74±1.7	33.75±2.63	34.30±2.04	35.00±3.01	34.15±3.01	33.28±2.65	33.41±2.72
LBC	35.44±2.1	38.83±1.8	36.53±4.1	35.18±2.12	33.28±4.1	40.32±2.56	38.06±3.11	35.21±3.43	35.01±5.23
Creatinina									
CON	1.17±0.01	1.16±0.01	1.13±0.02	1.17±0.07	1.40±0.09	1.33±0.05	1.60±0.03	1.40±0.01	1.27±0.02
HBC	1.17±0.03	1.16±0.06	1.34±0.04	1.11±0.09	1.45±0.03	1.47±0.05	1.54±0.03	1.38±0.03	1.31±0.07
LBC	1.16±0.04	1.14±0.03	1.21±0.06	1.22±0.07	1.54±0.01	1.43±0.04	1.69±0.02	1.32. ±0.03	1.01±0.02
Cálcio									
CON	10.1± 0.46	9.89± 0.64	9.94±0.80	9.64±0.33	9.04±0.44	8.89±0.50*	8.36±0.22**	8.82±0.87*	9.01±0.55
HBC	10.22±0.5	10.36±0.4	9.87±0.55	9.65±0.39	8.94±0.40*	9.04±0.44*	8.55±0.34*	8.23±0.76*	9.27±0.72
LBC	10.07±0.4	10.81±0.5	10.05±0.6	9.46±0.35	8.90±0.32*	8.80±0.46*	8.63±0.26*	9.01±0.45	9.23±0.67
Fósforo									
CON	7.29±0.55	7.32±0.51	7.11±0.66	6.77±0.82	6.74±0.65*	6.45±0.52*	6.50±0.38*	6.88±0.62	6.71±0.54
HBC	7.30±0.39	7.53±0.58	7.53±0.43	7.07±0.38	6.90±0.58	6.9±0.21	6.71±0.43*	6.91±0.38	7.08±0.55
LBC	7.39±0.39	7.27±0.49	7.32±0.45	6.79±0.65	6.7±0.57*	6.67±0.60*	6.32±0.34*	6.38±0.52*	7.00±0.39
Zinco									
CON	14.01±1.2	13.11±1.0	15.24±2.3	13.13±1.2	10.86±1.01	8.72±0.96*[a]	7.26±0.37*[a]	8.27± 0.19*	13.78 ±1.5
HBC	14.51±1.2	15.28±1.1	15.74±1.7	13.75±1.63	14.30±1.04	13.65±1.01[b]	12.43±0.53*	11.28±1.05	13.41±1.72
LBC	14.98±1.1	13.86±1.0	14.93±1.1	11.18±1.12	10.18±1.1*	9.32±1.06*[a]	8.45±0.87*[a]	8.01 ±0.43*	15.01±1.23
Cobre									
CON	12.56±1.0	12.28±1.3	10.56±0.5	9.38±0.96	8.92±0.96*	8.65±0.66*	7.93±0.57*	8.34±0.82*	10.08±1.04
HBC	12.01±1.2	10.82±0.9	11.34±1.0	9.43±1.01	7.71±1.24*	8.93±0.82*	8.01±0.71*	7.88±0.69*	9.76±0.88
LBC	12.68±1.1	10.25±0.6	10.38±0.8	8.76±0.73	9.72±0.75	7.41±0.61*	7.29±0.59*	6.87±0.52*	9.31±0.79

	Cobalto								
CON	61.17±5.1	55.76±5.3	57.37±5.3	46.32±3.25	40.02±3.82	33.72±2.03	25.38±2.64*	31.62±3.01	47.35±4.17
HBC	65.52±3.8	59.40±4.1	55.65±5.5	43.17±3.09	47.90±2.96	30.29±2.51	22.79±2.21*	29.01±2.20	41.43±5.16
LBC	59.66±5.2	50.32±4.4	51.52±4.3	50.38±4.06	42.71±3.22	33.32±2.27	27.48±1.98*	37.29±3.32	49.17±4.10

* $P<0,05$ e ** $P<0,01$ em comparação com os valores de base; a,b interação significativa tempo*grupo

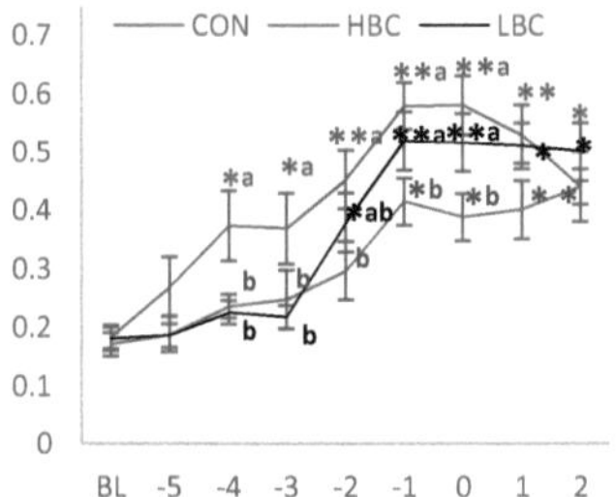

Fig 1: Efeito da BTC nos níveis
de NEFA (mmol/l).
BL: valor de referência
* P<0,05 e ** P<0,01 em
comparação com BL
a,b **interação** significativa
tempo*grupo

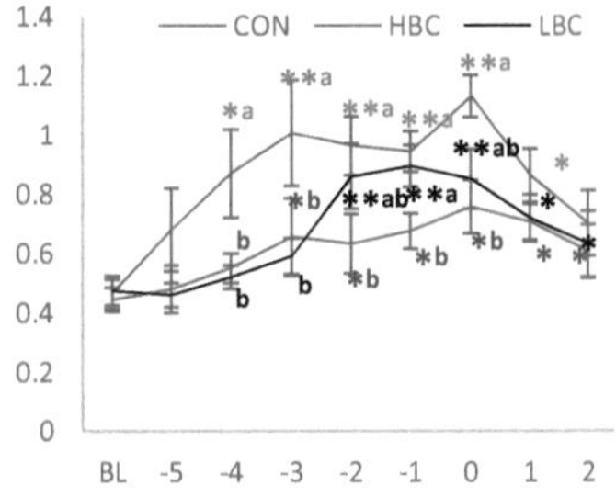

Fig 2: Efeito do BTC nos níveis
de β-HBA (mmol/l).
BL: valor de referência
* P<0,05 e ** P<0,01 em
comparação com BL
a,b interação significativa
tempo*grupo

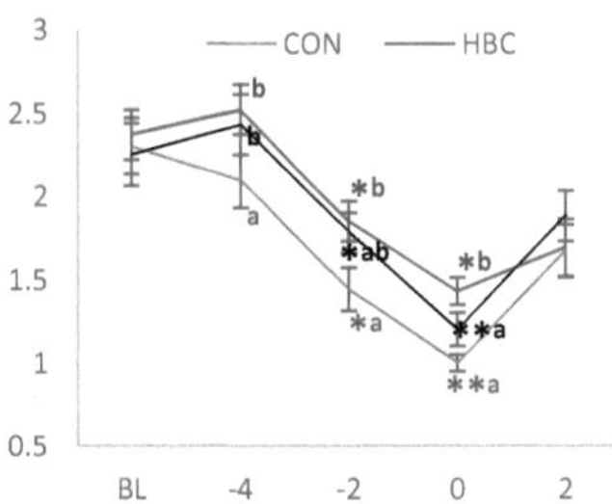

Fig 3: Efeito do BTC nos níveis
de frutosamina (mmol/l).
BL: valor de referência
* P<0,05 e ** P<0,01 em
comparação com BL
a,b interação significativa
tempo*grupo

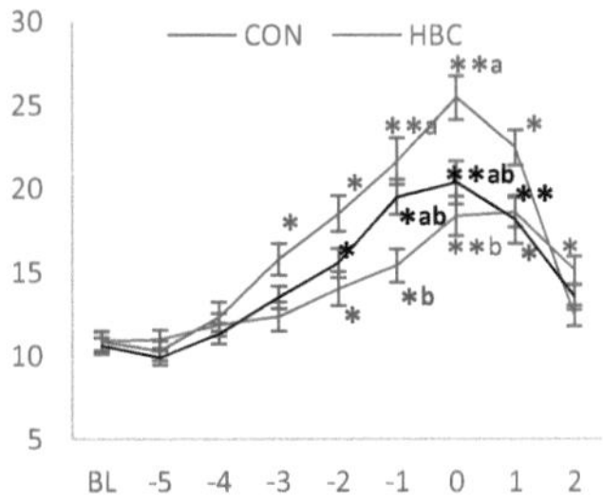

Fig. 4: Efeito da BTC nos níveis
do estado oxidante total (μmol H
O_{22} Eq/L).
BL: valor de referência
* P<0,05 e ** P<0,01 em
comparação com BL
a,b interação significativa
tempo*grupo

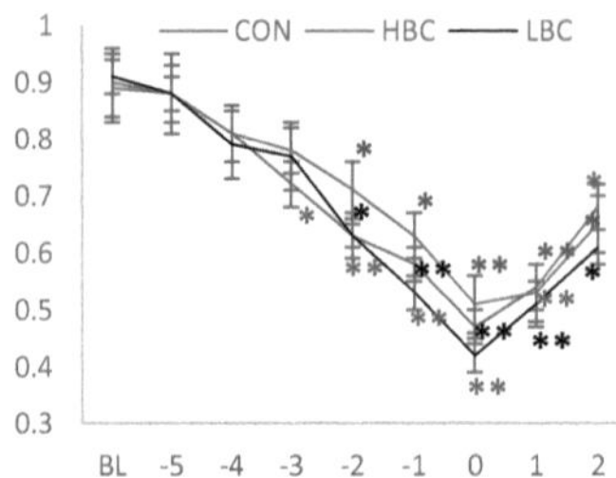

Fig 4: Efeito da BTC nos níveis
do estado anti-oxidante total
(µmol Trolox Eq/L).
BL: valor de referência
* P<0,05 e ** P<0,01 em
comparação com BL

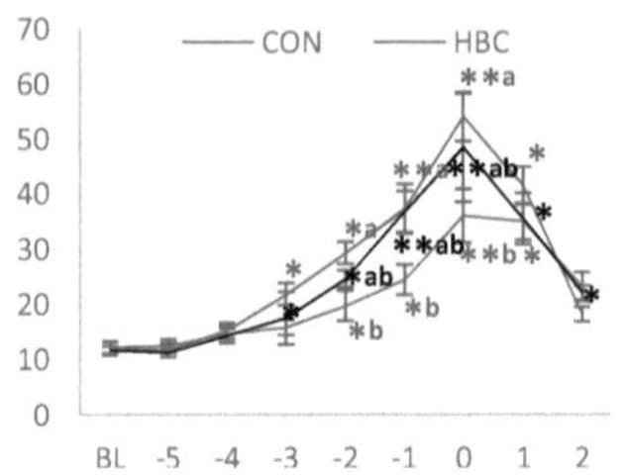

Fig 6: Efeito do BTC nos níveis
do índice de stress oxidativo
(unidade arbitrária).
BL: valor de referência
* P<0,05 e ** P<0,01 em
comparação com BL
a,b interação significativa
tempo*grupo

5. Discussão

A cetose resulta geralmente da falta de glicose suficiente ou de uma capacidade gluconeogénica reduzida do fígado e é caracterizada por concentrações elevadas dos corpos cetónicos acetoacetato, acetona e BHBA no sangue e na urina (Rollin et al., 2010).

A falta de energia, devido a várias razões, pode ocorrer em ovelhas grávidas de mais do que um feto quando as necessidades de ingestão de energia não são satisfeitas. Consequentemente, instala-se um NEB que resulta na mobilização de ácidos gordos e glicerol das reservas energéticas do tecido adiposo, que são depois utilizados como fontes alternativas de energia para o crescimento do feto (Piccione et al., 2009), conduzindo à formação de corpos cetónicos (Mobini et al., 2002), especialmente de BHBA. Este, por sua vez, suprime a produção de glicogénio endógeno e aumenta o desenvolvimento de cetose (Radostits et al., 2017; Scott, 2007). Embora a PT se desenvolva de forma semelhante à cetose em vacas leiteiras, o prognóstico para ovelhas que sofrem de PT é menos favorável, com uma taxa de sobrevivência de aproximadamente 30% com tratamento médico (Scott, 2007). Os investigadores centraram os seus estudos na profilaxia devido à fraca resposta ao tratamento médico. A aplicação de butafosfano e cianocobalamina nos últimos anos tem mostrado resultados positivos na profilaxia da cetose subclínica em vacas leiteiras (Rollin et al., 2010; Furll et al., 2010) e uma melhoria dos parâmetros metabólicos da ovelha (Pereira et al., 2013).

A cianocobalamina é um produto sintético da vitamina B_{12} que é um co-fator da enzima metilmelonil coA necessária para a conversão de propionato em succinil coA. Assim, a vitamina B_{12} desempenha um papel crucial na gluconeogénese (Pereira et al., 2013). A vitamina B_{12} também está envolvida na produção de metionina, que actua como dador de metilo para compostos como a colina e a carnitina. Estes dois compostos desempenham um papel importante no metabolismo e transporte de gorduras (Rollin et al, 2009). A combinação de butafosfano e cianocobalamina reduz a expressão do mRNA da ACSL1 (acil-CoA sintetase), que ajuda na beta oxidação dos NEFA (Kreipe et al., 2011).

O butafosfano é uma fonte orgânica de fósforo que desempenha um papel importante no metabolismo dos hidratos de carbono no fígado, uma vez que muitas das reacções na via da gluconeogénese necessitam de fosforilação (Rollin et al., 2010). O butafosfano é descrito como tendo uma semi-vida curta e como sendo uma fonte orgânica de fósforo utilizada pelos animais de criação para o metabolismo (EMEA, 1999). Assim, a glicólise e a gluconeogénese são reguladas pela disponibilidade de fósforo (Berg et al., 2006). Durante o último período de gestação em ovelhas, ocorre hipocalcemia e a suplementação de fósforo pode ajudar na homeostase do cálcio. Este fenómeno contribui para a melhoria da função dos músculos lisos do TGI e do útero, estimula o apetite, melhora a função imunitária e reduz a gravidade do NEB (Rollin et al, 2010).

No presente estudo, não foi observada qualquer diferença nos níveis de glicose entre os diferentes grupos, o que contrasta com Pereira et al. (2013) e Preynat et al. (2009a,b), que registaram um aumento significativo do nível de glicose após a administração de BTC. Esta discrepância pode dever-se ao facto de as medições diretas da glicose mostrarem a concentração momentânea de glicose no sangue, que está sujeita a alterações rápidas e frequentes dependentes de factores diurnos, dietéticos e individuais a medição de produtos e, assim, a glicação de proteínas no sangue (HbA1c, frutosamina) foi estabelecida como um indicador do metabolismo da glicose (Filipovic et al., 2011). Embora não tenha havido diferença significativa entre os grupos, ao longo do tempo foi observada uma diminuição menor no Gr-II, seguida do Gr-III.

Esta queda menos acentuada dos níveis de glucose nos grupos de tratamento é atribuída ao efeito orexigénico do butafosfano, que ajuda a aumentar a ingestão de matéria seca dos animais (Pereira et al, 2013). Este aumento da glucose nos grupos de tratamento deve-se também à maior entrada de propionato no ciclo de Kreb, que é o principal precursor gluconeogénico da glucose, com a ajuda da vitamina B_{12} (Rollin et al., 2010). A vitamina B_{12} é o cofator da enzima metilmelonil coA mutase, que ajuda na conversão de metilmelonil coA em succinil coA, que acaba por entrar no ciclo de Krebs ((Kennedy et al., 1990) e formar malato. Este é o produto que entra no citosol para a conversão de glucose ou piruvato. A glucose assim sintetizada sai da célula e é utilizada pelas outras células para a produção de energia. A cianocobalamina é sintetizada no rúmen, mas durante o final da gestação ocorre a partição de nutrientes devido à elevada procura fetal para o crescimento e também pela glândula mamária para a síntese de colostro (Duehlmeier et al., 2011). Assim, o nível de cianocobalamina fica comprometido nesta fase da gestação e necessita de suplementação que, por ação gluconeogénica, sintetiza a glucose (Brozos et al., 2011).

O nível de frutosamina no soro depende da concentração média de glucose no sangue durante as duas semanas anteriores e da semi-vida das proteínas do sangue (Armbruster, 1987). No presente estudo, observou-se uma diferença significativa entre os grupos no que respeita à fructosamina, com o Gr-II a apresentar a concentração mais elevada, seguido do Gr-III, com uma menor queda dos níveis de fructosamina durante todo o estudo no Gr-II e até 30 dias antes do parto no Gr-III. A concentração de frutosamina é um indicador da concentração média de glucose no sangue nas duas semanas anteriores (Oppel et al., 2000). Devido à perda acelerada de proteínas para incorporação no feotus, a concentração de frutosamina pode diminuir, como provavelmente ocorreu no presente estudo. A melhoria acentuada da concentração sérica de frutosamina no Gr-II e até 4 semanas antes do parto no Gr-II sugere um fornecimento ótimo de glucose e uma menor renovação das proteínas, em comparação com o Gr-I. No entanto, apesar de a glucose não ser significativa, a concentração de frutosamina difcriu significativamente entre os grupos, indicando uma correlação variável entre os dois, o que também foi observado por Filipovic et al. (2011). Isto também indica que a concentração de glucose não significativa no presente estudo foi, na realidade, uma alteração transitória na concentração de glucose que não se reflectiu na concentração de frutosamina (Marca et al.2000).

Com uma maior produção de propionato em resultado de um ciclo TCA mais ativo, não só a gluconeogénese deverá aumentar, como também, devido ao efeito positivo da glicose elevada sobre a insulina e à sua capacidade de bloquear a lipólise, é de esperar uma alteração do metabolismo dos ácidos gordos, o que se reflectiu numa menor diminuição dos níveis de NEFA e de BHBA nos grupos tratados, resultando numa redução da cetogénese hepática e da lipidose hepática.

No presente estudo, os níveis de NEFA e BHBA revelaram diferenças significativas entre os grupos e a interação Grupo*tempo, com menos NEFA e BHBA no Gr-II seguido do Gr-III. Enquanto o NEFA e o BHBA foram significativamente diferentes no Gr-II de 4 semanas antes do parto até o parto, no Gr-III o NEFA e o BHBA foram significativamente diferentes na 4a semana e na 3a semana antes do parto, indicando que a administração da dose da combinação também é importante, conforme indicado por Temizel et al. (2015), que relataram que a dose de BTC é muito importante para regular o status energético e melhorar o apetite em ovelhas pós-parto. Esse efeito decrescente pode ser devido ao fato de que durante o final da gestação há maior crescimento fetal e a partição de nutrientes aumenta para a formação de colostro (Schlumbohm e Harmeyer, 2003; Duehlmeier et al., 2011), o que também resulta na diminuição da disponibilidade de vitamina B_{12} no corpo (Temizel et al., 2015). Assim, as funções da cianocobalamina ficam comprometidas e a sua suplementação torna-se uma alternativa potencial, que pode, pela ação gluconeogénica, fornecer a energia exigida pelo organismo (Brozos et al., 2011) e esta quantidade i.e., 5mcg/kg de cianocobalamina parece não ser suficiente para suprir as necessidades do organismo na última fase da gestação.

Em nenhum dos grupos foi observada PT clínica, no entanto foi observada PT subclínica em todos os grupos em diferentes fases da amostragem. A ingestão energética é considerada adequada até um nível de BHBA de 0,8 mmol/L. A ingestão de energia é insuficiente para 0,8-1,6 mmol/L, e um nível superior a 1,6 mmol/L é considerado indicativo de um distúrbio nutricional grave (Radostits et al., 2017). Além disso, Fthenakis et al. (2012) relataram que um nível de BHBA de 0,8 mmol / L é um valor limite para ovelhas com status de gravidez desconhecido nas últimas 4-6 semanas de gravidez, e um nível de BHB de> 1,1 mmol / L representa um risco de doença em ovelhas com mais de um filho. No presente estudo, tomando 0,8 mmol/l como limite de corte para a TP subclínica, às 5 semanas antes do parto há 3,5 vezes menos probabilidades de desenvolver a doença no Gr-II e III, respetivamente, em comparação com o controlo, e às -4, -3, -2, -1 semanas e no parto há 3,2, 7,2, 7,5 e 5 vezes menos probabilidades de desenvolver a doença no Gr-II e 6,8, 4,3, 2,8, 2,6 e 2.3 vezes menos probabilidades de desenvolver a doença no Gr-III em comparação com o controlo, o que indica que 5mcg/kg (dose no Gr-III) é insuficiente para fornecer uma fonte de energia suficiente aos animais no final da gestação e, por conseguinte, é incapaz de prevenir o NEB e, consequentemente, a PT, o que está de acordo com os resultados de Temizel et al. (2015) que relataram que 5mcg/kg de cianocobalamina é menos eficiente na prevenção da PT subclínica, no entanto, Pereira et al. (2013) que relataram que 10mcg/kg é eficiente na prevenção do NEB e, assim, reduz os níveis de corpos cetónicos e aumenta o DMI e, portanto, previne o desenvolvimento de PT.

O cálcio e o fósforo não revelaram uma interação significativa entre os grupos e entre os grupos e o tempo, mas observou-se uma diferença significativa ao longo do tempo. Os níveis de cálcio de uma semana antes do parto até ao parto no Gr-I e de 2 semanas antes do parto até ao parto nos Gr-II e III foram significativamente diferentes em comparação com os respectivos níveis de referência. Os níveis de fósforo desde a segunda semana antes do parto até ao parto no Gr-I e Gr-III e no parto no Gr-II diferiram significativamente dos níveis de referência. Os nossos resultados estão de acordo com as conclusões de Delport et al. (2006) e Rollin et al. (2010) que não registaram alterações significativas nos níveis de cálcio e fósforo após o tratamento com BTC, no entanto Pereira et al., 2013 registaram um aumento significativo de fósforo e cálcio após o tratamento com BTC e Furll et al. (2010) registaram uma maior concentração de fósforo no plasma após o tratamento com BTC em vacas. Furll et al., 2010 atribuíram o aumento do fósforo no grupo BTC à baixa produção de leite nesse grupo, porque a lactação é um grande dreno de cálcio e fósforo, no entanto, no presente estudo, a menor diminuição dos níveis de fósforo no Gr-II poderia ser atribuída à melhoria geral da saúde geral, em vez de um efeito direto do butafosfano na concentração de fósforo sérico, porque a concentração de fósforo sérico diminui em ovelhas na parte final da gestação devido à diminuição da ingestão de alimentos e da motilidade gastrointestinal (**Gruenberg et al., 2005**) e verificou-se que o BTC aumenta a ingestão de matéria seca (Pereira et al., 2013) e, por conseguinte, melhora os níveis de fósforo no Gr-II na parte final da gestação. Rollin et al. (2010) apoia o conceito de que o fósforo elementar no butafosfano não aumenta diretamente as concentrações de fósforo sérico em bovinos leiteiros. As principais indicações do rótulo para o butafosfano são o tratamento de perturbações do metabolismo e o apoio ao tratamento da infertilidade, tetania e paresia como adjuvante da terapêutica com cálcio e magnésio (EMEA, 1999, 2000). O butafosfano é rapidamente eliminado, principalmente através do trato urinário, após administração i.v., com uma semi-vida terminal de 116 minutos em vacas leiteiras em lactação (EMEA, 2000) e, por conseguinte, é incapaz de aumentar os níveis de fósforo per se.

Não se observou uma interação significativa entre o grupo e o grupo*tempo no que respeita ao colesterol, mas observou-se uma interação significativa entre o grupo*tempo no que respeita aos triglicéridos, com níveis significativamente mais elevados de triglicéridos no Gr-II às 2 semanas antes do parto e no parto. Ao longo do tempo, os níveis de colesterol e de triglicéridos diminuíram mais no Gr-I, seguido do Gr-III e menos no Gr-II. O colesterol é produzido principalmente no epitélio do intestino delgado para transportar lipídios da dieta, portanto, níveis plasmáticos mais baixos podem ser esperados devido ao menor DMI (Douglas *et al.,* 2006) e o tratamento com BTC foi encontrado para aumentar a ingestão de matéria seca (Pereira et al., 2013) e, portanto, menor queda dos níveis de colesterol no Gr-II em comparação com outros dois grupos.

A redução das concentrações séricas de triglicéridos e de colesterol durante a última parte da gestação foi referida por muitos autores (Piccione et al., 2009 e Nazifi et al., 2002) e atribuída a um desequilíbrio entre a capacidade do fígado para absorver ácidos gordos e a sua capacidade para segregar lipoproteínas sintetizadas a partir de triglicéridos mobilizados do tecido adiposo (Bell, 1995).

Os NEFA extraídos pelo fígado são oxidados ou esterificados em triglicéridos e exportados em lipoproteínas de muito baixa densidade (VLDL) ou acumulados no tecido hepático (Grummer, 1993). As lipoproteínas são moléculas complexas, heterogéneas em termos de composição, tamanho e atividade biológica. Os ruminantes têm uma capacidade inerentemente baixa de síntese e secreção de lipoproteínas de muito baixa densidade (VLDL) para exportar triglicéridos do fígado (Kleppe *et al.,* 1988; Pullen *et al.,*1989), mas uma capacidade semelhante para reconverter NEFA em triglicéridos (Kleppe *et al.,* 1988; Graulet *et al.,* 1998). O passo limitador da taxa de síntese de VLDL é desconhecido, mas é provavelmente limitado pela disponibilidade dos seus constituintes (Bauchart, 1993). O fator mais frequentemente citado para limitar a síntese de VLDL é a disponibilidade de triglicéridos, apolipoproteína B-100 (ApoB) e fosfatidilcolina. Embora a maioria dos animais possa sintetizar fosfatidilcolina, a diminuição da ingestão de matéria seca durante o final da gestação pode diminuir os precursores da fosfatidilcolina no sangue e, por conseguinte, diminuir a concentração de fosfatidilcolina, o que limita a produção de VLDL, resultando na acumulação de triglicéridos no fígado. Assim, os melhores níveis plasmáticos de triglicéridos no Gr-II sugerem uma menor acumulação de triglicéridos no fígado, o que pode ser atribuído ao efeito da cianocobalamina, uma vez que esta está envolvida na produção de metionina, que actua como dador de metilo de compostos como a colina e a carnitina (Rollin et al, 2009), aumentando assim a produção de VLDL, o que resulta num melhor transporte de triglicéridos do fígado.

Não foi observada nenhuma interação significativa entre grupo e grupo*tempo nos níveis de proteína e albumina em diferentes grupos, o que está de acordo com os relatórios de Fiore et al. (2016), que não relataram nenhuma interação significativa entre grupo ou tempo*grupo nos níveis de proteína e albumina após o tratamento com combinação de acetilmetionina, cianocobalamina e ácido α-lipóico.

Temizel et al. (2015) também não relataram nenhuma diferença significativa nos níveis de proteína e albumina após o tratamento com BTC.

Não foi observada uma interação significativa entre o grupo e o grupo*tempo na AST, na creatinina e no BUN, o que está de acordo com os relatórios de Temizel et al. (2015).

O aumento das exigências metabólicas durante o final da gravidez, o parto e o início da lactação está associado a um aumento da produção de espécies reactivas de oxigénio (ROS) que conduzem ao stress oxidativo (Sordillo 2005). O stress oxidativo pode ser medido através da estimativa de vários níveis ou actividades oxidantes e antioxidantes; no entanto, um nível ou atividade individual indica as caraterísticas de apenas um oxidante/antioxidante que não pode refletir corretamente o seu efeito combinado (Cao e Prior, 1998). Assim, o TOC e o TAC, que englobam um amplo espetro de níveis ou actividades oxidantes/antioxidantes no soro, tornaram-se uma ferramenta importante para o estudo do stress oxidativo (Erel, 2004;2005; Abuelo., et al., 2013; Aktas et al., 2017).

No presente estudo, não se observou qualquer efeito do tratamento nos níveis de TAC; no entanto, observou-se uma interação significativa nos níveis de COT, com níveis significativamente mais baixos de COT observados na última semana de gestação e no momento do parto nas vacas HBC. Embora tenha sido observado um efeito significativo do tratamento nos níveis de COT, não foi observado qualquer efeito nos níveis de TAC, pelo que avaliámos os índices OSI para ver o efeito real do tratamento no stress oxidativo e foi observado um efeito significativo do tratamento no OSI calculado. Abuelo et al. (2013), considerou o índice de estresse oxidativo como um fator chave para a determinação do estresse oxidativo em ruminantes, enquanto Invernizzi et al. (2019) relataram que todos os marcadores do estado oxidativo considerados, ou seja, espécies reativas de oxigênio, capacidade antioxidante sérica e OSI, são capazes de detetar condições de estresse oxidativo em vacas leiteiras.

Verificou-se que a deficiência subclínica de vitamina B_{12} causa a geração de espécies reactivas de oxigénio (Obeid et al., 2011). Foi relatado que a cobalamina possui alguma propriedade antioxidante devido ao seu envolvimento num mecanismo direto de eliminação de superóxido (Chan et al., 2018), capacidade de preservar a glutationa, alterando a atividade do fator nuclear-KB, que pode modular a expressão de citocinas e factores de crescimento, protegendo assim contra o stress oxidativo induzido pela inflamação (Birch et al. 2009). A vitamina B_{12} também estimula a conversão da homocisteína em metionina e a homocisteína é facilmente oxidada em peróxido de hidrogénio, aumentando assim as espécies reactivas de oxigénio no organismo (Tyagi et al., 2005). Além disso, o NEB foi considerado como uma das razões para o aumento do stress oxidativo, e o efeito positivo do tratamento com BTC no NEB também pode ser uma das razões para um menor stress oxidativo nas ovelhas tratadas com HBC (Pedernera et al., 2010).

Verificou-se que níveis mais elevados de NEFA plasmáticos ou dos seus acil-CoA correspondentes aumentam a produção de ROS e de espécies de azoto reactivas pelos leucócitos e pelas células endoteliais a nível mitocondrial ou citosólico (Valkoet al., 2007), que produzem MDA excessivo devido a uma diminuição da atividade de certos antioxidantes essenciais e de enzimas redox, incluindo a SOD e a CAT. Na mitocôndria, os NEFA e os acil CoA podem aumentar a produção de ERO ao abrandar o fluxo de electrões na cadeia de transporte de electrões mitocondrial e, quando utilizados como substrato energético, os ácidos gordos aumentam a produção de ERO durante a oxidação (Schonfeld e Wojtczak, 2008). No presente estudo, a concentração correspondente de NEFA seguiu a mesma tendência que a de OSI, indicando que o efeito da BTC no stress oxidativo foi principalmente através da melhoria do balanço energético negativo, no entanto, atualmente, o efeito da BTC no anti-oxidante não pode ser excluído e deve ser estudado no contexto de cada antioxidante individual para explorar o papel da BTC no perfil oxidante em ruminantes.

Os oligoelementos desempenham um papel importante na ingestão de matéria seca, no metabolismo energético, na função imunitária e no stress oxidativo (Spear e Weiss, 2008; Anchal Keshri et al., 2019). Houve uma diminuição significativa nos níveis de cobalto, zinco e cobre em todas as ovelhas de três semanas antes do parto a uma semana após o parto, o que pode ser devido à diminuição da ingestão de matéria seca, aumento da demanda de feotus e maior drenagem através do colostro e do leite (Singh et al., 2022). A diminuição dos minerais vestigiais no último mês de gestação e no início da lactação também é relatada por Samini et al., 2021 em cabras e Alliarabi et al., 2019 em ovelhas. O cobalto é essencial para a síntese de vitamina B_{12} , pois forma o anel corrino da vitamina B_{12} e a diminuição da concentração de cobalto nas ovelhas observada no presente estudo apoia a ideia de vitamina B_{12} tratamento para fornecer fonte prontamente disponível de cobalamina para as ovelhas para a gliconeogênese, no entanto, o tratamento BTC não teve efeito sobre a concentração de cobalto em ovelhas e achados semelhantes foram relatados por Akin et al 2013 que não encontraram efeito significativo da injeção de vitamina B12 nos níveis de cobalto em ovelhas, e Weerathilake et al, 2019 não relataram nenhum efeito significativo da injeção de vitamina B_{12} no cobalto, mas foi observado um efeito significativo nos níveis de zinco e cobre. Os oligoelementos, além de serem os elementos que contribuem para a criação de radicais livres, também possuem a capacidade de aceitar ou doar electrões, o que os torna uma parte importante do mecanismo anti-oxidativo (Beigh et al., 2016; 2014). O cobre e o zinco são um componente essencial da superóxido dismutase que catalisa a decomposição das espécies reactivas de oxigénio (Beigh et al., 2013; 2014) e essa pode ter sido a razão para o efeito significativo da BTC nos níveis de zinco, uma vez que ajuda a melhorar o stress oxidativo, tal como indicado pelo OSI no presente estudo. No presente estudo, o tratamento não teve qualquer efeito nos níveis de TAS, mas pode ter algum efeito em anti-oxidantes individuais como a SOD, que não foi medida no presente estudo e, para o efeito, recomendamos a estimativa de antioxidantes individuais para avaliar o efeito do tratamento com BTC em anti-oxidantes individuais. Embora tenha sido observado um efeito significativo do tratamento no zinco, não foi observado qualquer efeito do tratamento nos níveis de cobre. A concentração da maioria dos oligoelementos reflecte-se nos seus níveis sanguíneos, mas no caso de oligoelementos como o cobre, existem locais de deposição onde são acumulados e gradualmente libertados na circulação, pelo que a concentração sanguínea não reflecte o estado do organismo. Isto pode explicar o facto de a concentração de cobre no plasma não ter sofrido alterações significativas após o tratamento com BTC nas ovelhas. Embora se tenham registado algumas alterações nos minerais vestigiais após o tratamento com BTC, são necessários mais estudos sobre o efeito do BTC nos minerais vestigiais, juntamente com a estimativa dos antioxidantes individuais e das enzimas de que fazem parte, para se chegar a alguma conclusão.

Conclusão

Em conclusão, o presente estudo sugere que a combinação de butafosfano e cianocobalamina ajuda a melhorar o estado metabólico das ovelhas durante o final da gestação e melhora o stress oxidativo associado experimentado pelas ovelhas durante este período. Embora a combinação de BTC seja uma medida profiláctica eficaz para a toxemia da gravidez ovina, a dose mais baixa de BTC não é capaz de prevenir a ocorrência de TP nas últimas 3 semanas de gravidez. A principal limitação deste estudo foi o facto de haver um menor número de gémeos nos três grupos e de não ter sido efectuada a medição direta dos antioxidantes para explicar o efeito do BTC nos níveis individuais de antioxidantes.

Referências

Abuelo, A., Hernandez, J., Benedito, J.L. e Castillo, C. 2013. Índice de estresse oxidativo (OSi) como uma nova ferramenta para avaliar o estado redox em bovinos leiteiros durante o período de transição. Animal. 7(8), 1374-1378. https://doi.org/10.1017/1751731113000396.

Aktas M.S., Ozkanlar S., Karakoc A., Akcay F. and Ozkanlar Y. 2011.Efficacy of vitamin E + selenium and vitamin A+D+E combinations on oxidative stress induced by long-term transportation in Holstein dairy cows. Livestock. Sci. 141, 76-79.https://doi.org/10.1016/j.livsci.2011.04.010.

Andrade, I.M., Simões, P.B.A., Lamas, L.P., Carolino, N., Lima, M.S. 2019. Lactato sanguíneo, pH, excesso de base e pCO_2 como indicadores de prognóstico em cabritos nascidos de cesariana de cabras com toxemia da gravidez. Ir. Vet. J. 72(1), 10. https://doi.org/ 10.1186/s13620-019-0149-1.

Armbruster, D. A. 1987. Fructosamine: structure, analysis, and clinical usefulness. Clin. Chem. 33, 2153–2163.https://doi.org/10.1093/clinchem/33.12.2153.

Bauchart, D. 1993. Lipid absorption and transport in ruminants. J. Dairy. Sci. 76(12), 3864-3881. https://doi.org/10.3168/jds.S0022-0302(93)77728-0.

Beigh, S.A., Soodan, J.S., Bhat, A.M. 2016.Sarna sarcóptica em cães: Seu efeito no fígado, estresse oxidativo, minerais e vitaminas. Vet. Parasitol. 227, 30-34.https://doi.org/10.1016/j.vetpar.2016.07.013.

Beigh, S.A., Soodan, J.S., Nazki, S., Khan, A.M. 2014b. Estresse oxidativo, parâmetros hematobioquímicos, oligoelementos e vitaminas em cães com dermatose responsiva ao zinco. Vet. Arhiv, 84(6), 591-600.

Beigh, S.A., Soodan, J.S., Singh, R., Khan, A.M. 2013. Status de minerais traço e atividade enzimática antioxidante em cães com demodecose generalizada. Vet. Parasitol. 198(1-2), 180-186. https://doi.org/10.1016/j.vetpar.2013.08.001.

Beigh, S.A., Soodan, J.S., Singh, R., Khan, A.M., Dar, M.A. 2014a.Avaliação de oligoelementos, estado oxidante/antioxidante, vitamina C e β-caroteno em cães com dermatofitose. Mycoses.57(6), 358-365. https://doi.org/10.1111/myc.12163.

Bell, A. W. 1995. Regulação do metabolismo dos nutrientes orgânicos durante a transição do final da gestação para o início da lactação. J. Anim. Sci. 73, 2804-2819. https://doi.org/10.2527/1995.7292804x.

Berg, J. M., J. L. Tymoczko, e L. Stryer. 2006. Glycolysis and gluconeogenesis. In: Biochemistry. 6ª ed., W. H. Freeman and Co., Nova Iorque, pp. 433-474.

Birch, C.S., Brasch, N.E., McCaddon, A. e Williams, J.H.H. 2009. Um romance para a vitamina B (12): As cobalaminas são antioxidantes intracelulares in vitro. Free Radical Biology and Medicine. 47(2), 18.4-8 https://doi.org/10.1016/j.freeradbiomed.2009.04.023.

Brozos, C., Mavrogianni, V. S., Fthenakis, G. C. 2011. Tratamento e controlo de doenças metabólicas peri-parto: toxemia da gravidez, hipocalcemia, hipomagnesemia. Vet. Clin. North. Am. Food. Anim. Pract. 27, 105-113. https://doi.org/10.1016/j.cvfa.2010.10.004.

Cao, G. e Prior, R.L. 1998. Comparação de diferentes métodos analíticos para avaliar a capacidade antioxidante total do soro humano. Clin. Chem. 44(6), 1309-15. https://doi.org/10.1093/clinchem/44.6.1309.

Chalmeh, A., Pourjafar, M., Badiei, K., Jalali, M., & Mazrouei Sebdani, M. (2021). A administração intravenosa de combinação de butafosfano e cianocobalamina a vacas leiteiras em gestação tardia reduz sua resistência à insulina após o parto. *Biological Trace Element Research*, **199**, 2191- 2200. https://doi.org/10.1007/s12011-020-02330-5.

Chan, W., Almasieh, M., Catrinescu, M. e Levin, L.A. 2018. A eliminação de superóxido associada à cobalmina em células neuronais é um mecanismo potencial para a vitamina B_{12} -Neuropatia ótica por privação. Am. J. Pathol. 188(1), 160-172.https://doi.org/10.1016/j.ajpath.2017.08.032.

Constable, P. D., Hinchcliff, K. W., Done, S.H., Grünberg, W. 2017. In: Medicina Veterinária, um livro de texto da doença de bovinos, cavalos, ovelhas, porcos e cabras, décima primeira edição. Sounders Company, Londres, 2017, pp. 1722-1726.

Delport, P. C., Schmidt, B. e Fourie, L. 2006. Eficácia e segurança do Catosal (sinónimo Coforta) como tratamento de suporte da paresia parturiente em vacas. Poster no.PS4-120 in Proc. of the 24th World BuiatricsCongr., Nice, França.

Douglas, G. N., Overton, T. R., Bateman 2nd, H. G., Dann, H. M. e Drackley. J. K. 2006. O plano de nutrição pré-parto, independentemente da fonte de energia da dieta, afecta o metabolismo periparturiente e a ingestão de matéria seca em vacas Holstein. J. Dairy. Sci. 89, 2141-2157. https://doi.org/10.3168/jds.S0022-0302(06)72285-8.

Duehlmeier, R., Fluegge, I., Schwert, B., & Ganter, M. (2013b). Sensibilidade à insulina durante o final da gestação em ovelhas afetadas pela toxemia da gravidez e em ovelhas com alta e baixa suscetibilidade a esse distúrbio. *Journal of veterinary internal medicine*, *27*(2), 359-366. **https://doi.org/10.1111/jvim.12035**

Duehlmeier, R., Fluegge, I., Schwert, B., Parvizi, N. e Ganter, M. 2011. Adaptações metabólicas à gravidez e à lactação em ovelhas alemãs de cabeça preta e finlandesas com diferentes susceptibilidades à toxemia da gravidez. Small. Rumin. Res. 96(2-3), 178-184. https://doi.org/10.1016/j.smallrumres.2010.12.002.

Duehlmeier, R., Noldt, S., & Ganter, M. (2013a). Libertação de insulina pancreática e sensibilidade periférica à insulina em carneiros alemães de cabeça preta e ovelhas Finish Landrace: avaliação do papel da resistência à insulina na suscetibilidade à toxemia da gravidez ovina. *Domestic animal endocrinology*, *44*(4), 213-221. DOI: 10.1016/j.domaniend.2013.01.003

EMEA. 1999. Agência Europeia de Avaliação dos Medicamentos. Unidade de Medicamentos Veterinários e Tecnologias da Informação. EMEA, Londres, Reino Unido, pp. 1-3.

Erel, O. 2004. Um novo método automatizado de medição direta da capacidade antioxidante total utilizando um catião radical ABTS de nova geração e mais estável.

Clinical Biochemistry 37, 277-285. https://doi.org/ 10.1016/j.clinbiochem.2003.11.015.

Erel, O. 2005 . Um novo método colorimétrico automatizado para medir o estado oxidante total. Clinical Biochemistry 38, 1103-1111. https://doi.org/10.1016/j.clinbiochem.2005.08.008.

Feijó, J.O., Schneider, A., Schmitt, E., Brauner, C.C., Martins, C.F., Barbosa-Ferreira, M., Del Pino, F.A.B., Faria Junior, S.P., Rabassa, V.R., Corrêa, M.N. 2015. Administração pré-parto de somatotropina bovina recombinante (rBST) sobre a adaptação à cetose subclínica das ovelhas e desempenho dos cordeiros. Arq. Bras. Med. Vet. Zootec, 67(1), 103-108. https://doi.org/10.1590/1678-6849.

Filipovic, N., Stojevic, Z., Masek, T., Mikulec, Z. e Prvanovic. N. 2011. Relação entre a frutosamina e as concentrações séricas de proteína, albumina e glucose em ovelhas leiteiras. Small. Rumin. Res. 96, 46-48. https://doi.org/10.1016/j.smallrumres.2010.11.003.

Fthenakis, G.S., Arsenos, G., Brozos, C., Fragkou, I.A., Giadinis, N.D. Giannenas, I., Mavrogianni, V.S., Papadopoulos, E. e Valasi, I. 2012. Gestão da saúde das ovelhas durante a gravidez. Anim. Reprod. Sci. 130(3-4), 198-212. https://doi.org/10.1016/j.anireprosci.2012.01.016.

Furll, M., Deniz, A., Westphal, B., Illing, C., e Constable, P.D. 2010. Effect of multiple intravenous injections of butaphosphan and cyanocobalamin on the metabolism of periparturient dairy cows. J. Dairy. Sci. 93, 4155-4164. https://doi.org/10.3168/jds.2009-2914.

Girard, C.L. e Matte, J.J. 2005. Effects of intramuscular injections of vitamin B_{12} on lactation performance of dairy cows fed directly dietary supplements of folic acid and rumen protected methionine. J. Dairy. Sci. 88, 671-676. https://doi.org/10.3168/jds.S0022-0302(05)72731-4.

Gordon JL, Duffield TF, Herdt TH, Kelton DF, Neuder L, LeBlanc SJ (2017) Efeitos de uma combinação de butafosfano e cianocobalamina e insulina na resolução da cetose e na produção de leite. J Dairy Sci 100:2954-2966. https://doi.org/10.3168/jds.2016-11925.

Grummer, R. R. 1993. Etiologia dos distúrbios metabólicos relacionados com os lípidos em vacas leiteiras periparturientes. J. Dairy. Sci. 76, 3882-3896. https://doi.org/10.3168/jds.S0022-0302(93)77729-2.

Invernizzi, G., Koutsouli, P., Savoini, G., Mariani, E., Rebucci, R., Baldi, A. e Politis, I. 2019. Índices oxidativos como preditores de estresse metabólico em vacas leiteiras periparturientes. Ital. J. Anim. Sci. 18(1), 1356-1360. https://doi.org/10.1080/1828051X.2019.1661803.

Kennedy, D. G., Cannavan, A., Molloy, A., Harte, F. O., Taylor, S. M., Kennedy, S. e Blanchflower, J. W. 1990. Methylmalonyl-CoA mutase (EC 5.4.99.2) and methionine synthetase (EC 2.1.1.13) in the tissues of cobalt-vitamin B_{12} deficient sheep. Br. J. Nutr. 64(3), 721-732. https://doi.org/10.1079/bjn1900074.

Keshri, A., Bashir, Z., Kumari, V., Prasad, K., Joysowal, M., Singh, M., & Singh, D. (2021). Anupama Tarun & Smriti Shukla (2021) Role of micronutrients during peri-parturient period of dairy animals - a review. Biological Rhythm Research, 52(7), 1018-1030. https://doi.org/10.1080/09291016.2019.1613793.

Khan, Y. R., Durrani, A. Z., Muhammad, I. J. A. Z., Ahmad, A. L. I., Khan, R. L., Hussain, K., & Rabbani, A. H. (2021). Determinação de Biomarcadores Hemato-Bioquímicos, Fatores de Risco Associados e Protocolos Terapêuticos para Toxemia da Gravidez em Cabras Beetais. *KAFKAS ÜNİVERSİTESİ VETERİNER FAKÜLTESİ DERGİSİ*, 27(4).

Kleppe, B. B., Aiello, R. J., Grummer, R. R. e Armentano, L. E. 1988. Acumulação de triglicéridos e secreção de lipoproteínas de muito baixa densidade por hepatócitos de ratos e cabras in vitro. J. Dairy. Sci. 71, 1813-1822. https://doi.org/10.3168/jds.S0022-0302(88)79750-7.

Kreipe, L., Deniz, A., Bruckmaier, R. M. e Van Dorland, H. A. 2011. Primeiro relatório sobre o modo de ação do butafosfano e da cianocobalamina combinados no metabolismo hepático em vacas em lactação precoce não cetóticas. J. Dairy. Sci. 94(10), 4904-4914. https://doi.org/10.3168/jds.2010-4080.

Kumar, K.A., Lalitha, A., Pavithra, D., Padmavathi, I.J., Ganeshan, M., Rao, K.R., Venu, L., Balakrishna, N., Shanker, N.H., Reddy, S.U., Chandak, G.R., Sengupta, S., Raghunath, M., 2013. As restrições dietéticas maternas de folato e / ou vitamina B12 alteram a composição corporal (adiposidade) e o metabolismo lipídico na prole de ratos Wistar. J. Nutr. Biochem. 24, 25-31.

Lima, M. S., Pascoal, R.A., Stilwell, G.T., Hjerpe, C.A. 2012. Achados clínicos, valores de química do sangue e dados epidemiológicos de cabras leiteiras com toxemia da gravidez. Bovine. Pract. 46, 102- 110.

Marca, M. C., Loste, A., Ramos, J. J., 2000. Efeito da hiperglicemia aguda nas concentrações séricas de frutosamina e hemoglobina glicada em amostras caninas. Vet. Res. Commun. 24, 11-16. https://doi.org/10.1023/A:1006317103422.

Miller, N.J., Rice-Evans, C., Davies, M.J., Gopinathan, V. e Milner, A. 1993. A novel method for measuring antioxidant capacity and its application to monitoring the antioxidant status in premature neonates. Clin. Sci (Lond). 84(4), 407-12. https://doi.org/10.1042/cs0840407.

Obeid, R., Shannan, B. e Herrmann W. 2011. A sobrecarga de produtos finais de glicação avançada pode explicar a deficiência de cobalamina intracelular na disfunção renal, diabetes e envelhecimento. Med. Hypotheses 77(5), 884-888. https://doi.org/10.1016/j.mehy.2011.08.002.

Pedernera, M., Celi, P., García, S.C., Salvin, H.E., Barchia, I. e Fulkerson, W.J. Effect of diet, energy balance and milk production on oxidative stress in early-lactating dairy cows grazing pasture. Vet. J. 186(3), 352-7. https://doi.org/10.1016/j.tvjl.2009.09.003.

Pereira, R. A., Fensterseifer, S., Barcelos, V. B., Martins, C. F., Schneider, A., Schmitt, E., Pfeifer, L. F. M., Pino, F. A. B. D. e Corrêa, M. N. 2013a. Parâmetros metabólicos e ingestão de matéria seca de ovelhas tratadas com butafosfano e cianocobalamina no período pós-parto precoce. Small. Rumin. Res. 114, 140-145. https://doi.org/10.1016/j.smallrumres.2013.05.016.

Pereira, R. A., P. A. S. Silveira, P. Montagner, A. Schneider, E. Schmitt, V. R. Rabassa, L. F. M. Pfeifer, F. A. B. Del Pino, M. E. Pulga, e M. N. Correa. 2013b. "Efeito do butafosfano e da cianocobalamina no metabolismo pós-parto e na produção de leite em vacas leiteiras". *Animal* 7 (7) 1143-1147. https://doi.org/10.1017/S1751731113000013.

Piccione, G., Caola, G., Giannetto, C., Grasso, F., Calanni R, S., Zumbo, A., Pennisi, P. 2009. Parâmetros bioquímicos séricos selecionados em ovelhas durante a gravidez, o pós-parto, a lactação e o período seco. Anim. Sci. Pap. Rep. 27(4), 321-330.

Preynat, A., Lapierre, H., Thivierge, M. C., Palin, M.F., Matte, J. J., Desrochers, A. e Girard, C. L. 2009.Effects of supplements of folic acid, vitamin B_{12} , and rumen-protected methionine on whole body metabolism of methionine and glucose in lactating dairy cows. J. Dairy. Sci. 92(2), 677-689. https://doi.org/10.3168/jds.2008-1525.

Pullen, D. L, Palmquist, D. L e Emery, R. S. 1989.Effect on days of lactation and methionine hydroxy analogue on incorporation of plasma fatty acids into plasma triglycerides. J. Dairy. Sci. 72: 49-58. https://doi.org/jds.S0022-0302(89)79079-2.

Rollin, E., Berghaus, R. D., Rapnicki, P., Godden, S. M. e Overton, M. W. 2010. The effect of injectable butaphosphan and cyanocobalamin on postpartum serum beta-hydroxybutyrate, calcium and phosphorus concentrations in dairy cattle. J. Dairy. Sci. 93, 978-987. https://doi.org/10.3168/jds.2009-2508.

Russel, A.J.F., Doney, J.M. e Gunn, R.G. 1969. Avaliação subjectiva da gordura corporal em ovinos vivos. J Agri. Sci. 72, 451-454. https://doi.org/10.1017/S0021859600024874.

Sahal, M., Deniz, A., Vural, R., Kuplulu, S., Polat, I. M., Colakoglu, E. C. Ocal, N., Macun, H. C., Pekcan, M., & Ocak, M. (2017). Avaliação do efeito de diferentes doses de combinação de butafosfano e cianocobalamina em bovinos leiteiros com cetose subclínica. Kafkas Univ Vet Fak Derg 23 (3): 349-356.: 10.9775/kvfd.2016.16651

Sahu, A., Sarkar, P. D. 2008. Estudo comparativo do método de redução do NBT para a estimativa da proteína glicada (fructosamina sérica) com a HbA1c glicada estimada no DCA 2000+Analyzer (inibição da imuno-aglutinação). Indian. J. Physiol. Pharmacol. 52(4), 408-12.

Schlumbohm, C., Harmeyer, J. 2003. A hipocalcemia reduz a produção de glicose endógena em ovelhas hipercetonémicas. J. Dairy. Sci. 86, 1953-1962. https://doi.org/10.3168/jds.S0022-0302(03)73783-7.

Schonfeld, P. e Wojtczak, L. 2008. Ácidos gordos como moduladores da produção celular de espécies reactivas de oxigénio. Free. Radic. Biol. Med. 45(3), 231-41. https://doi.org/10.1016/j.freeradbiomed.2008.04.029.

Simpson KM, Taylor JD, Streeter RN. Avaliação de indicadores de prognóstico para cabras com toxemia da gravidez. J Am Vet Med Assoc 2019;254(Suppl7):859-867. https://doi.org/10.2460/javma.254.7.859

Singh, R., Singh, A., Beigh, S. A., Sharma, N., Singh, V. 2022. Effect of Physiological Status And Parity On Metabolic And Trace Elements Profile of Crossbred Rambouillet Sheep of Himalayan Region. Tropical Animal Health and Production. 54:63 https://doi.org/10.1007/s11250-022-03068-z.

Sordillo, L.M. 2005. Factores que afectam a imunidade da glândula mamária e a suscetibilidade à mastite. Livestock Production Science. 98(1-2), 89-99. https://doi.org/10.1016/j.livprodsci.2005.10.017.

Sordillo, L.M. e Aitken, S.L. 2009. Impacto do stress oxidativo na saúde e na função imunitária dos bovinos leiteiros. Vet. Immunol. Immunopathol. 128(1-3), 104-9. https://doi.org/10.1016/j.vetimm.2008.10.305.

Tabeleão VC, Schwegler E, Pereira RA, Krause ART, Montagner P, Feijó JO, Schneider A, Schmitt E, Brauner CC, Rabassa VR, Pino FD, Corrêa MN (2017) Combinação de butafosfano e cianocobalamina sobre o metabolismo da glicose de vacas leiteiras após o parto. Arq Bras Med Vet Zootec 69:317-324. https://doi.org/10.1590/1678-4162-8453.

Temizel, E. M., Batmaz, H., Keskin, A., Ormanc, A., Gencoglud, H., Catık, S. e Topal O. 2015. Tratamento com butafosfano e cianocobalamina de ovelhas grávidas: Efeitos metabólicos e potencial efeito profilático para a toxemia da gravidez.

Pequeno. Rumin. Res. 125, 163-172. https://doi.org/10.1016/j.smallrumres.2015.02.016.

Tyagi, N., Sedoris, K.C., Steed, M., Ovechkin, A.V, Moshal, K.S. e Tyagi, S.C. 2005. Mechanisms of homocysteine-induced oxidative stress. Am. J. Physiol. Heart. Circ. Physiol. 289(6), H2649-56. https://doi.org/10.1152/ajpheart.00548.2005.

Valko, M., Leibfritz, D., Moncol, J., Cronin, M.T.D., Mazur, M. e Telser, J. 2007. Radicais livres e antioxidantes em funções fisiológicas normais e doenças humanas. Int. J. Biochem. Cell. Biol. 39(1), 44-84. https://doi.org/10.1016/j.biocel.2006.07.001.

Weerathilake, W. A. D. V., Brassington, A. H., Williams, S. J., Kwong, W. Y., Sinclair, L. A., & Sinclair, K. D. (2019). A adição de cobalto ou vitamina B12 na dieta, ou a injeção de vitamina B12 não melhora o desempenho ou os indicadores de cetose em vacas leiteiras Holstein-Friesian pré e pós-parto. *animal*, *13* (4), 750-759. https://doi.org/10.1017/S175173111800232X.

ÍNDICE DE CONTEÚDOS

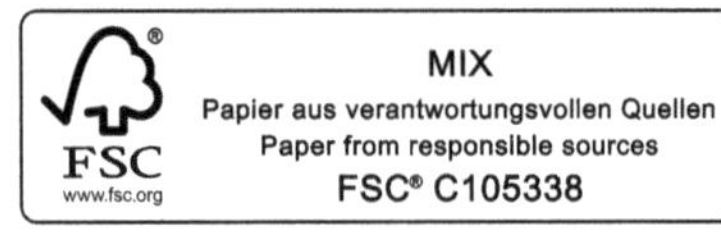

Printed by Books on Demand GmbH, Norderstedt / Germany